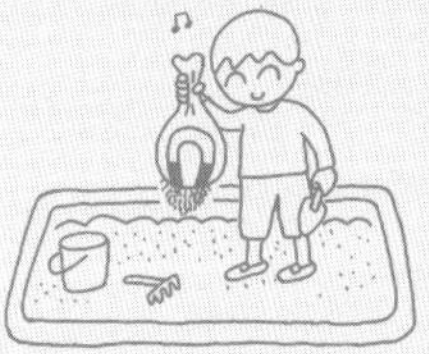

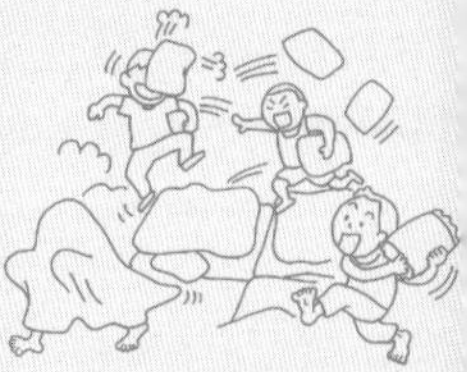

# 感染対策超入門

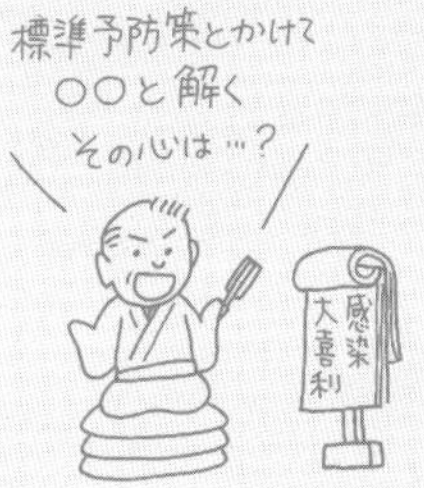
標準予防策とかけて
○○と解く
その心は…？
感染大喜利

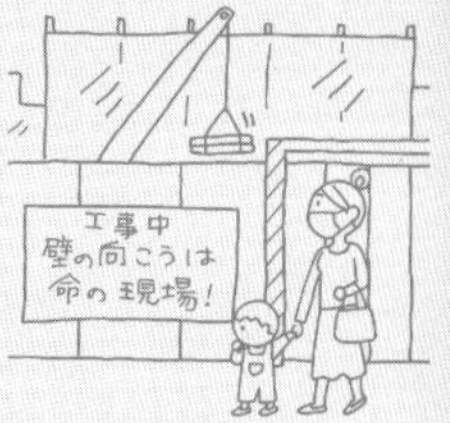
工事中
壁の向こうは
命の現場！

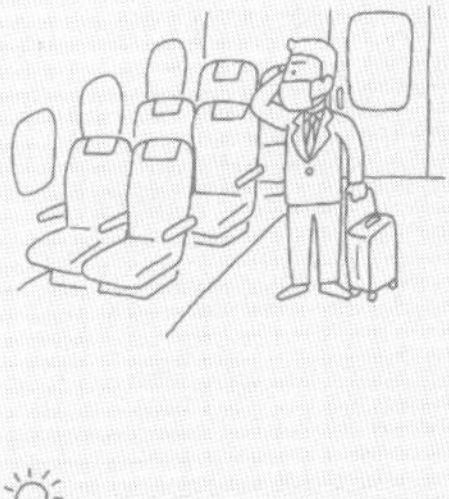

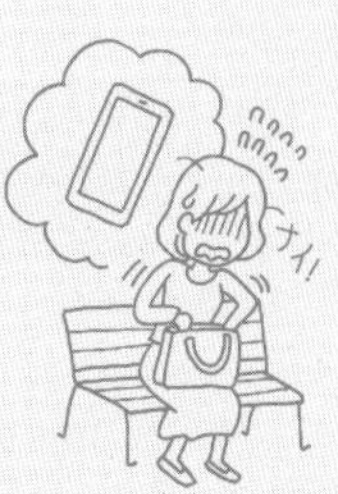
ナイ！

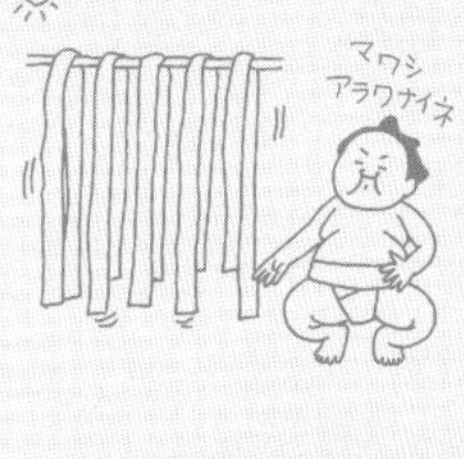
マワシ
アラワナイネ

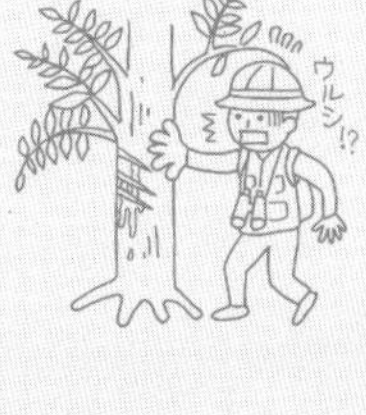
ウルシ!?

## 成功の秘訣

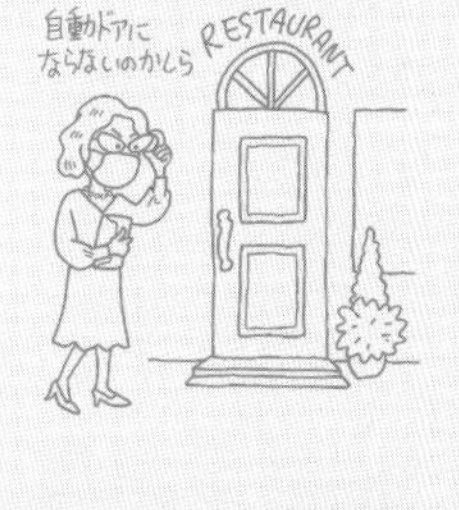
自動ドアに
ならないのかしら
RESTAURANT

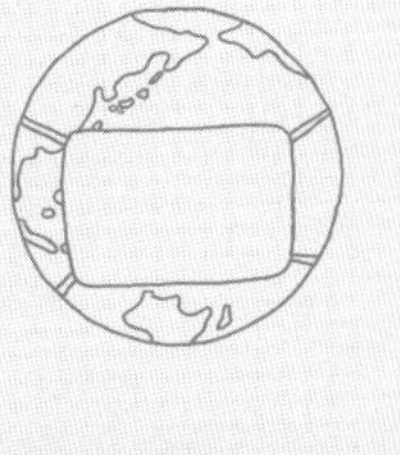

浜松市感染症対策調整監
浜松医療センター感染症管理特別顧問
矢野邦夫 著

ヴァン メディカル

# はじめに

新型コロナウイルスが全国で流行し、多くの人々が重症化し、死亡しました。それを食い止めるために、「身体的（社会的）距離」「ユニバーサル・マスキング」「手指消毒」「高頻度接触表面の消毒」「換気」などが実施されています。一方、新型コロナウイルスに対する恐怖ゆえに、過剰ともいえる感染対策が行われることがあり、感染対策の基本が見失われつつあります。

感染対策は基本を理解した上で、様々な対策をその上に積み重ねる必要があります。基本が理解されない状況であれば、感染対策全体が「砂上の楼閣」となってしまいます。砂上の楼閣は、基本がしっかりしていないために、一見、すばらしく思えることでも、実は、あまり確かなことではないという意味の四字熟語です。不確かな感染対策をどれだけ一生懸命に実行したとしても、効果的な感染対策とはなりません。

新型コロナウイルスは市中で感染し、それが家庭内や病院内に持ち込まれています。そのため、医療従事者のみならず、一般の方々も感染対策の正しい知識を理解する必要が出てきました。本書では医療従事者ばかりでなく、一般の方々も感染対策の基本が理解できるように、わかりやすい言葉で解説しました。今一度、感染対策の基本を再確認し、確固たる土台の上で、感染対策を強化していただきたいと思います。

最後に、このような企画を提示していただいた（株）ヴァンメディカルの伊藤一樹氏に心から感謝の意を表します。

二〇二一年九月吉日

浜松市感染症対策調整監
浜松医療センター感染症管理特別顧問
矢野邦夫

# 目次

# なぜ感染対策？

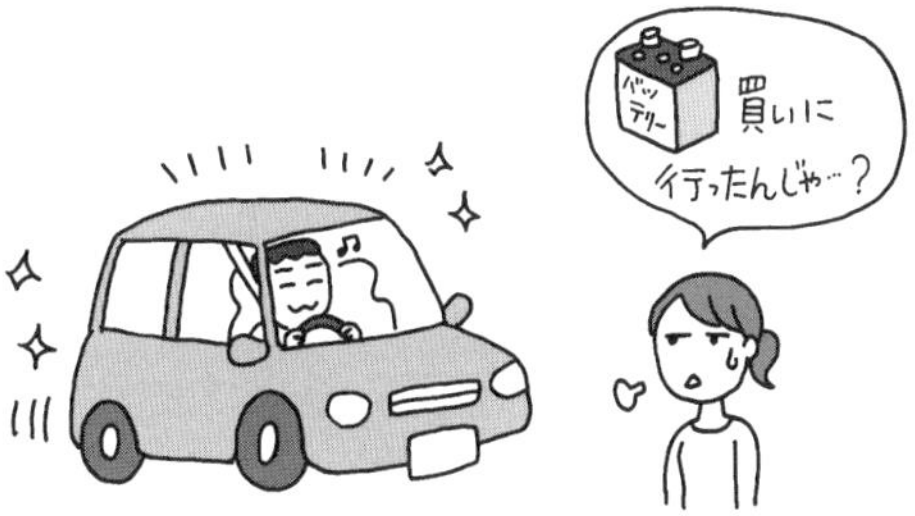

なぜ感染対策が必要なのでしょうか？　二つの文を並べてみるとわかりやすいと思います。それは、

「夫が自家用車の車内備品を購入しにディーラーに出向いたところ、店員の口車に乗ってしまって五年ローンで新車を買って戻ってきた」

「妻が虫垂炎にて入院して、手術したところ、結核菌に感染したので半年間の抗結核薬の内服となった」

です。似ているパートがありますね。本来の目的ではない大きな出来事を背負いこむことになったところです。

車のディーラーに行ったのは、車内備品を購入するためです。新車を買うのが目的ではなかったはずです。虫垂炎で入院するのは、それを治癒させるためです。決して、結核菌に感染するために入院したのではありません。そのような本来と異なる出来事が発生したため、新車のローンを五年間支払い続け、抗結核薬を半年内服することになったのです。もし、「祖父が週三回、透析センターに行っていたが、新型コロナウイルスに

感染して重症化し、死亡した」といった状況が発生したら、どうなのでしょう？　薬を内服するとか、ローンを返すどころではありませんね。

もちろん、院内感染をゼロにすることは不可能です。しかし、このような感染事例を発生させないために感染対策は必要なのです。ただ、重装備にすればよいというものではありません。根拠に基づいた感染対策が求められます。

# そもそも感染ってなに？

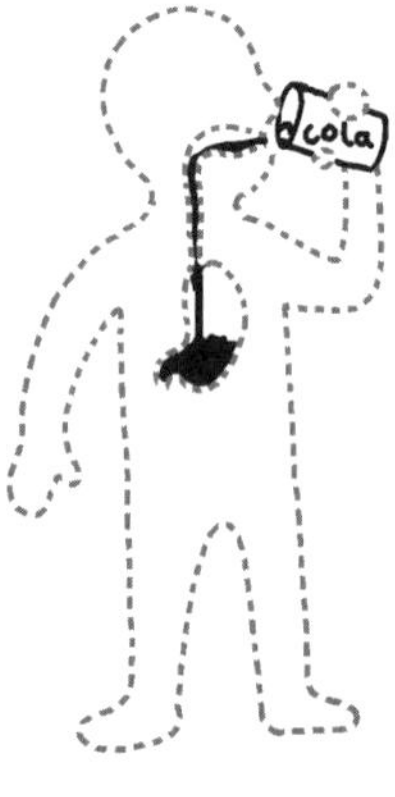

「透明人間」を題材とした映画がいくつかあります。どれもサスペンス映画になっています。人間の体が透明になるという設定なのですが、「腸内細菌や皮膚に生息している病原体も透明になるのだろうか？」と考えてみるのはどうでしょう。もし、人間の筋肉、皮膚、血液などを透明にできて、病原体は透明化できない状況を想像したら、その画像はサスペンスどころではなくなるでしょう。鼻腔、皮膚、肺、腸管などに生息している病原体によって形どられた人間の姿ということになります。是非とも想像してみてください。

「そもそも感染ってなに?」という問いに簡単に回答するならば、「細菌やウイルスなどの病原体が、ヒトの組織内に侵入して増殖または生息する状態」となります。この場合、感染者には臨床症状がみられることもあるし（「顕性感染」）、症状が全くみられないこともあります（「不顕性感染」または「潜伏感染」）。ただ、病原体が人間の体内に侵入し始めたら全てが感染するわけではないことは強調しておきたいと思います。その病原体に感受性のある人が感染するのであって、感受性のない人は感染しないのです。

例えば、以前に麻疹に罹患したことのある人が麻疹ウイルスに曝露しても、再び麻疹に罹患することはありません。麻疹の既往のある人は麻疹ウイルスに対する免疫を持っているため、麻疹ウイルスへの感受性がないからです。

感染が成立するためには五つの条件が必要です[1]。

〔感染が成立するための五つの条件〕

①病原体に十分な毒力があり、疾患を引き起こすために十分な病原体数が存在する
②病原体がその生息場所や感染源にて生存し増殖できる
③感染源から宿主への感染経路が成立する
④宿主への病原体の侵入口が開かれている
⑤宿主に感受性がある（免疫のない人など）

病原体が宿主に感染するためにはこれらの条件すべてを成立させなくてはなりませ

ん。逆に、これらの一つでも成立させないようにすれば、感染対策は成功するといえます。

# それで、感染対策ってなに？

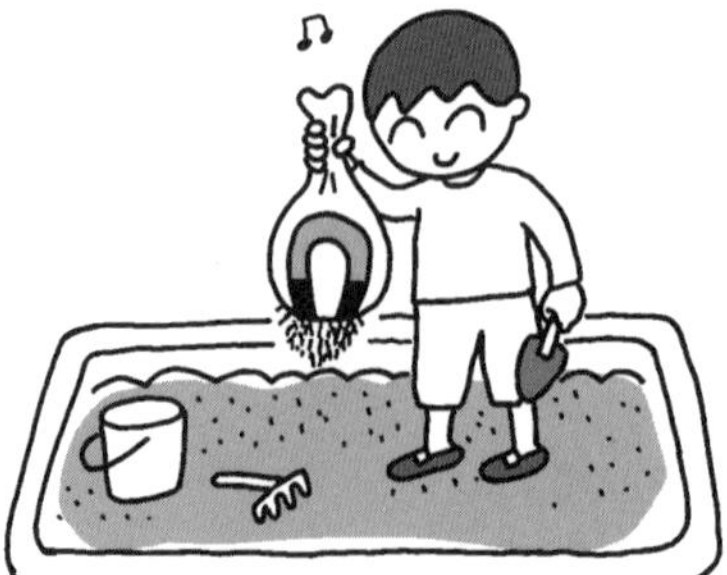

強い磁石を砂場に入れて、かき混ぜると、砂鉄がぴったりと付着することでしょう。それらをすべて取り除くことは大変です。取り除く努力をしても、磁石のどこかには目に見えないほどの砂鉄が付いたままとなっていると思います。しかし、磁石を薄いビニール袋に入れて、砂場に入れるならば、対処は容易となります。ビニールから磁石を取り出せば済むからです。この時のビニール袋の役目は砂鉄が磁石に直接付着するのを防ぐというものです。

感染対策は病原体が人間に感染するのを防ぐために実施します。言い換えれば「ビニール袋（感染対策）は砂鉄（病原体）が磁石（人間）に付着（感染）するのを防ぐ役割をしている」となります。しかし、ビニール袋に穴が開いていれば、砂鉄が穴から入り込んでしまいます。同様に、感染対策に綻びがあれば、病原体が綻び部分から人間に感染してしまうのです。

ビニール袋と感染対策の役目は似ていますが、それらの機能を最大限にする方法は大きく異なります。ビニール袋であれば頑丈な製品を購入すれば済むことですが、感染対策は様々なことを実行しなければなりません。そして、ビニール袋の対象は砂鉄ですが、感染対策の対象は細菌、ウイルス、真菌、プリオンなど範囲が広いのです。これらの病原体は様々な経路から人間に感染しようと試みます。その感染経路は医療従事者の手指を介したり、空気感染や飛沫感染をしたり、汚染した手術器具だったり色々です。そのような感染経路を断ち切るために、感染対策では複数の対策を同時に実施しなくてはなりません。

感染対策の基本は標準予防策です。これに加えて、感染経路別予防策、器具の滅菌や消毒、環境清掃、ワクチン接種などを実施します。そして、感染対策の守備範囲は急性期病院のみならず、他の医療現場（在宅医療、外来医療、長期医療施設など）へも拡大しています。新型コロナウイルスの流行により、一般の人々も感染対策の重要性を理解するようになりました。実際、ユニバーサル・マスキングや手指消毒が広く実施されています。これまで「院内感染対策」から「医療関連感染対策」と進化してきましたが、これからは一般の人々も巻き込んだ「感染対策」が必要となります。

# 病原体？　耐性菌？？

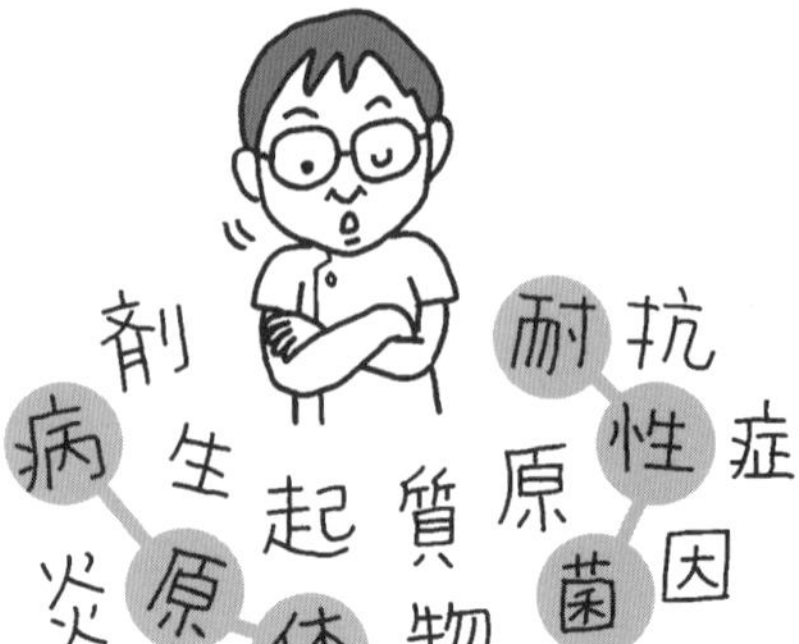

「病原体」とは、病気の原因となる生命体ということでしょうか？ 言葉の由来を調べたのですが、確定できませんでした。類似した用語に「病原菌」「原因菌」「起因菌」「起炎菌」「微生物」などがありますが、これらの使い分けは人によって異なると思います。

感染症の原因となるのは細菌のみではないので、「病原菌」ではウイルスなどが含まれなくなってしまいます。「原因菌」も同様ですが、「原因ウイルス」「原因真菌」という派生語が使用できるので、医療界では使用されている用語です。「起因菌」「起炎菌」もしばらく前まで使用されていましたが、最近は「原因菌」に吸収されてきているようです。そうすると、「病原体」に近い言葉として「微生物」があるということになります。ただ、気になるのは「生物」という文字です。ウイルスやプリオンが生物と言い切れないからです。ウイルスは遺伝子しか持っておらず、寄生した細胞の持つ仕組みを借りなくてはなりません。生物というよりも物質です。プリオンは蛋白です。そのため、「微生物」にウイルスとプリオンを含めるのには抵抗を感じます。やはり、ベストなのは「病原体」ということになります。

「耐性菌」についてはどうでしょうか？　細菌だけが耐性になるのでしょうか？　ウイルスや真菌も耐性化することがあります。そのため「耐性病原体」というのがベストかもしれません。しかし、日常的に遭遇する耐性病原体のほとんどが細菌であることから、「耐性菌」という用語でほとんどが事足りてしまいます。耐性菌は抗菌薬に耐性となった細菌のことであり、メチシリン耐性黄色ブドウ球菌（ＭＲＳＡ）や多剤耐性緑膿菌（ＭＤＲＰ）など様々な耐性菌が問題となっています。特に、淋菌は耐性化がものすごく進んでいて、耐性淋菌ばかりです。昔は使用できた抗菌薬のほとんどで効果がなくなり、現在は、セフトリアキソンという注射用抗菌薬しか効果が期待できません。これについても、耐性の淋菌が報告されているので、お先真っ暗の状況となってきました。

# 標準予防策ってなに？

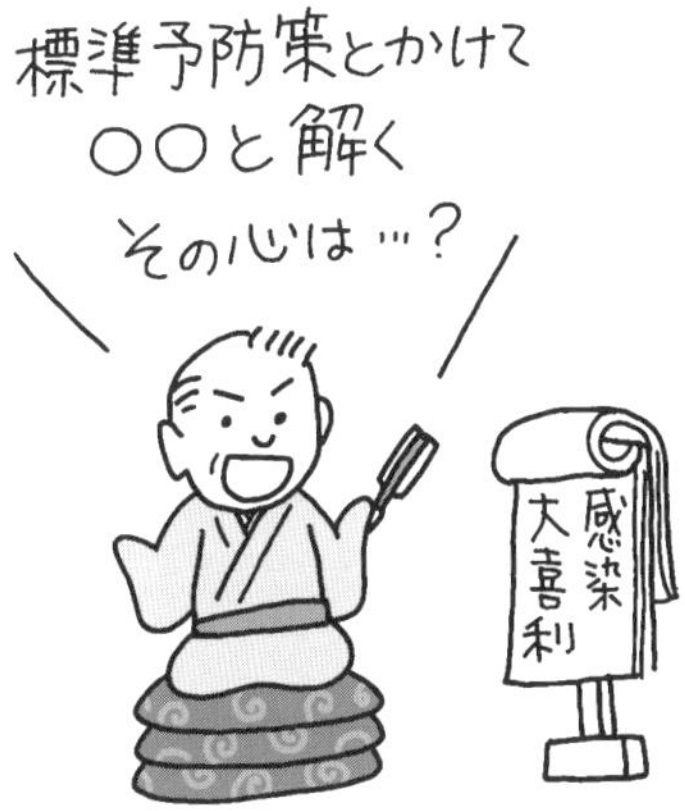
標準予防策とかけて
○○と解く
その心は…？
感染
大喜利

テレビのお笑い番組で「〇〇とかけて、何と解く。その心は?」というコーナーがあります。例えば、「クジラとかけて、犬と解く」「その心は、ホエール［whale］（吠える）」となります。かなり無理な結びつきかもしれませんが、納得できればそれでいいのです。

それでは「標準予防策とかけて、何と解く。その心は?」はどうでしょうか? その解答には様々なものがあると思いますが、「標準予防策とかけて、『携帯電話』と解く。その心は、日常的に必須なものであるが、コストがかかる」となります。現代では携帯電話はなくてはならない日常品となっています。これがなければ、友人との待ち合わせのための連絡は取れないし、メールも受け取れません。映画館などの予約も難しくなります。一方、毎月の費用が何千円も必要ですし、ギガを多く消耗すると一万円を超えることもあります。最近、若者が車を買わないし、スキー・スノボにも行かないのは、携帯電話でお金を消耗しているからだなどという意見もあるくらいです。携帯電話料金を下げるために総務省が頑張っているのは嬉しく思います。

標準予防策を無くして、感染対策は成り立ちません。これは外来や病棟での必須の感染対策であり、手術室や検査室でも例外ではありません。携帯電話は数多くの部品で組み立てられていますが、標準予防策も「手指衛生」「個人防護具」「環境清掃」など多くの感染対策で組み立てられています(2)。それらを実施するのには保険適用されていない費用が発生します。手指消毒のアルコールや手洗い場のペーパータオル、手袋やガウンなどの個人防護具は病院全体でかなりのコストを要します。必須の対策であるが、コスト高であることが携帯電話に似ているところです。

標準予防策ってなに？

# ① 手指衛生

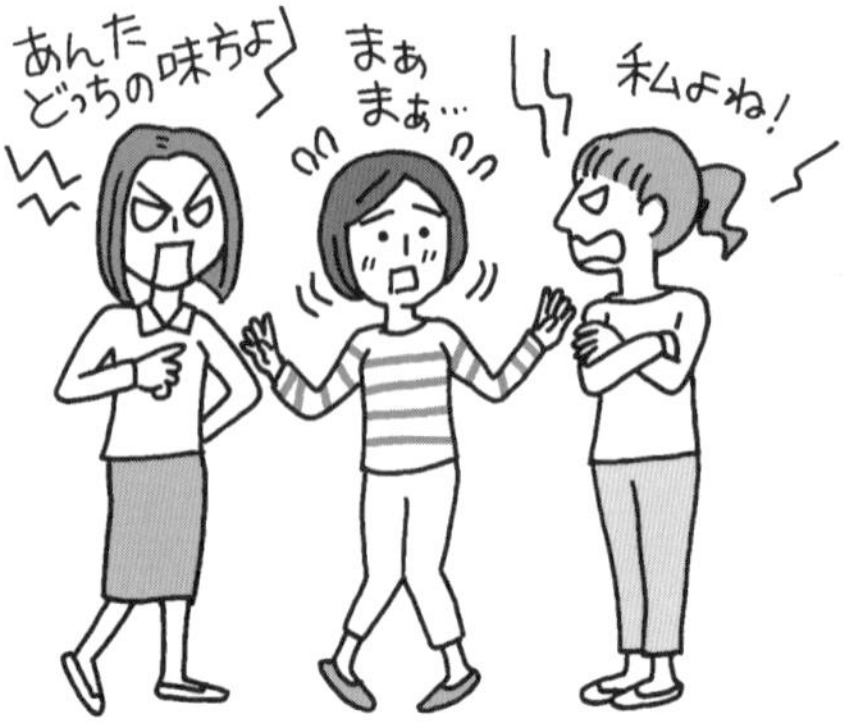

あなたと仲の良い友人二人が口喧嘩していました。どちらも、あなたに味方してほしいと思っています。両者の言い分はそれぞれが正論なので、一方に加担することは難しいです。このような場合、うまく立ち回るにはどうしたらよいでしょうか？　おそらく、どちらも満足する提案を示すしかないと思います。

「手指衛生」は一般の方々には聞き慣れない用語ではないでしょうか？「手洗い」や「手指消毒」の方が世の中に浸透している用語と思います。それでは、なぜ、「手指衛生」なのでしょうか？　それは、「手洗い」と「手指消毒」の両者を含んだ用語だからです。

病院では頻回に手指を清潔にする必要があります。それを可能にするには、清潔に要する時間を短くできるアルコールによる「手指消毒」がベストです。アルコールは病棟や外来のどこにでも配置できるし、移動しながらでも手指を消毒できます。しかし、手指が肉眼的に汚れるか蛋白性物質で汚染された場合には適しません。この場合には石鹸と流水にて「手洗い」をします。(3)すなわち、「手指消毒」と「手洗い」のどちらか一方だけでは感染対策は実施できないのです。

それでは、「手指消毒」の中に「手洗い」を含めてはどうかと言うと、石鹸と水道水では洗い流す効果はありますが消毒効果がないので、「消毒」という言葉に矛盾が生じます。逆に、「手洗い」の中に「手指消毒」を含めたらどうでしょう。消毒するが洗っていないのに「手洗い」なのかと文句が出ることでしょう。これを平和的に解決する方法が「手指衛生」という用語を使用することです。これでは、誰も文句をつけられません。「衛生」を否定する医療従事者はいないはずです。

新型コロナウイルス感染症の流行で、一般の人々がアルコール手指消毒薬を頻回に使用するようになりました。もちろん、それは極めて有効な感染対策ですが、手指が肉眼的に汚れたら石鹸と水道水で手洗いをしてほしいのです。そのためにも、これからは「手指衛生」という用語が浸透してもらいたいと思います。

標準予防策ってなに？

# ② 個人防護具の使用

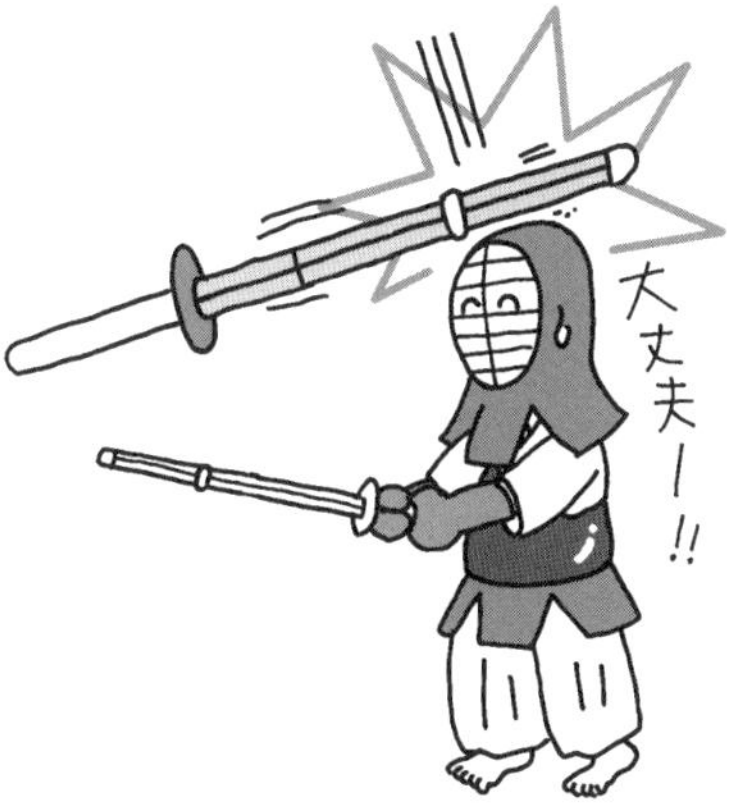

剣道では竹刀と防具が使用されます。竹刀は竹で作られ、打突する際に、『しなる』ことに由来して「しない」と言われています。防具は面、小手、胴、垂があり、剣士を守るために用いられています。一方、テレビや映画で時代劇を見ていると、剣道場などでは木刀が用いられ、防具は使用していません。木刀は樫などの硬い木で作られていま す。このような状況で稽古したら、打撲だらけとなります。「めーん」などと叫ばれて頭部に一撃が入れば、脳振盪を起こしてしまうでしょう。剣道の試合をするならば、是非とも現代のように竹刀と防具を使用したいと思います。十分に身体を守れない状況は避けましょう。

それでは臨床現場ではどうなのでしょうか？ 患者が咳をすれば飛沫が飛んできます。交通事故の患者の治療をすれば血液を浴びる可能性があります。もちろん、それらが付着したからといって、剣道のように打撲するわけではありません。しかし、飛沫や血液・体液にはウイルスなどの病原体が含まれていることがあり、それによって医療従事者が感染する可能性があります。そのような状況を避けるために、個人防護具が使用されます。

個人防護具は、状況に応じてマスク、ゴーグル、ガウン、手袋などが使用されます。それらは気道、粘膜、衣類、皮膚に病原体が付着するのを防ぐために、単独または組み合わせで用いられます。標準予防策では、「これから実施する医療行為によって、どのような血液・体液曝露が発生するのか？」を予測して、個人防護具を着用します(2)。例えば、採血であれば、手指が血液によって汚染する可能性があるということで手袋を着用します。重症交通事故患者を処置する時には、全身に血液を浴びる可能性があるのでマスク、ゴーグル、ガウン、手袋を着用します。一方、感染経路別予防策では、これから実施する医療行為にかかわらず、入室時に個人防護具を着用します。接触予防策ではガウンと手袋、飛沫予防策ではサージカルマスク、空気予防策ではＮ95マスクを着用します。

## 標準予防策ってなに？

# ③ 咳エチケット

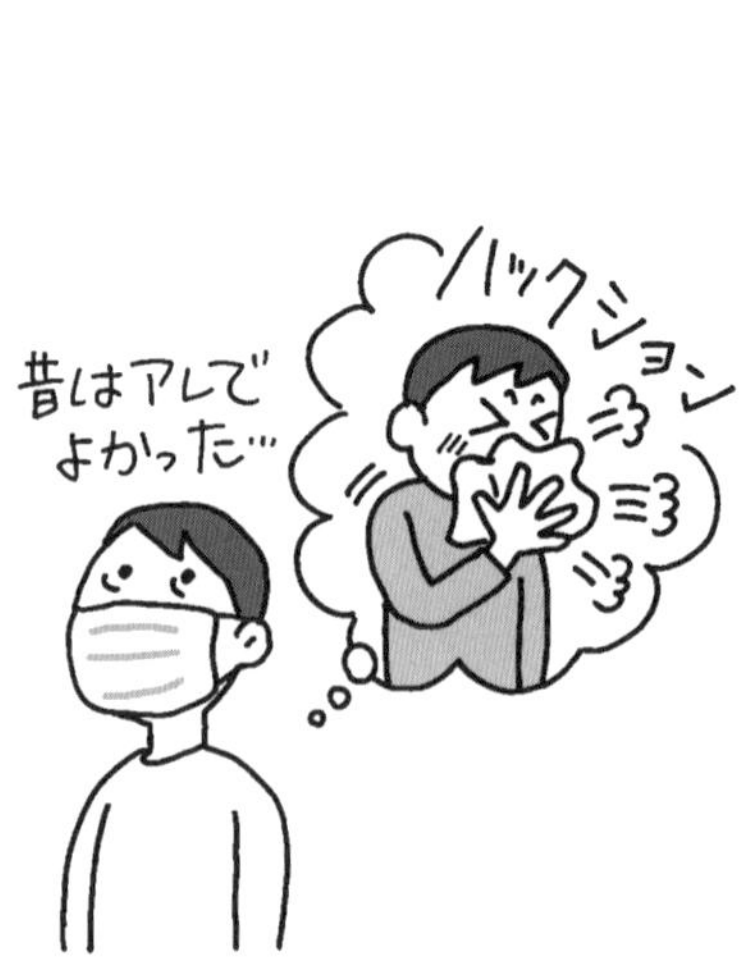

現在、新型コロナウイルスの大流行のために、「ユニバーサル・マスキング」が実施されています。買い物に行っても、食事に行っても、マスクを着用するように促されます。年末年始の忘年会や新年会でマスクなしで大騒ぎなどというのは夢のまた夢となっています。おそらく、世界中の人々が「咳エチケット」の時代に戻りたいと切望しているのではないでしょうか？

新型コロナウイルスが流行する前は「咳エチケット」が推奨されていました。咳エチケットは「咳や鼻水などの症状のある人は咳をする時にはティッシュにて口と鼻を覆ったり、呼吸器分泌物に接触した後は手指衛生をする」という感染対策です(2)。咳エチケットが必要な状況でなければ、マスクを着用する必要はなかったのです。

咳エチケットはどのようにして始まったのかというと、二〇〇三年に重症急性呼吸器症候群（ＳＡＲＳ：severe acute respiratory syndrome）が世界中に拡大した時です。この時、救急外来を受診した患者や同伴家族がＳＡＲＳコロナウイルスを周辺の人々に伝播させたことがありました。(4) このような感染を防ぐために、救急外来や病院受付の最初段階で感染予防策を実施する必要性が認識されるようになり、咳エチケットが推奨されるようになったのです。

インフルエンザもSARSも発症してから、ウイルス排出のピークが来たので、咳エチケットでよかったのです。しかし、新型コロナウイルスは発症する前日にウイルス排出のピークが来るため、症状が出てから対応するという咳エチケットでは不十分なのです。そのため、症状の有無に関係なく、すべての人々がマスクを着用する「ユニバーサル・マスキング」が求められるようになったのです。今後、ワクチンが浸透し、重症者の発生が制御できるようになれば、咳エチケットの時代に戻れるかもしれません。スポーツをしている時、気温が高い時、食事をしている時などのマスクの着用は避けたいものです。

標準予防策ってなに？

# ④ 患者の配置

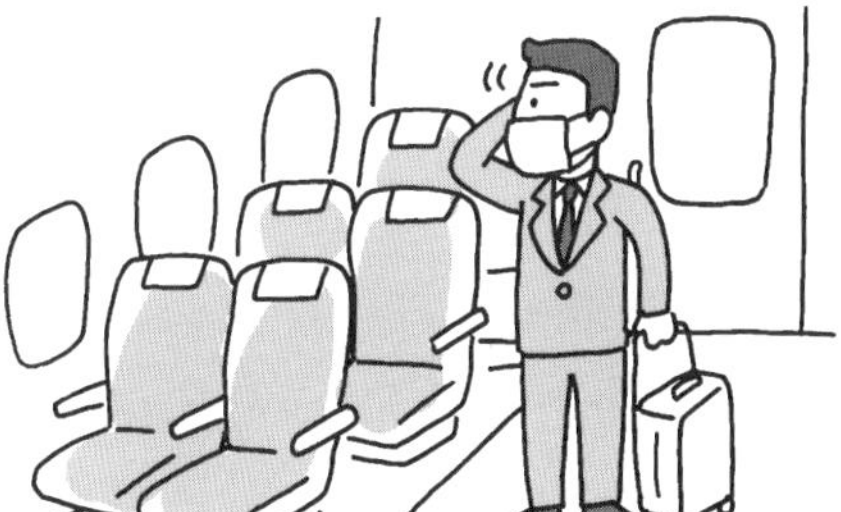

二〇二〇年四月、新型コロナウイルス感染症の第一波が始まったころ、「新幹線や特急電車の座席はどこが安全か？」などという記事が週刊誌などに掲載されていました。「ドアに近い方が換気がいいから、そちらを選択すべきだ！」とか「車両の最後方に座れば、後ろの人の咳を気にしなくて済む！」などという記述だったと思います。確かに、中国のレストランで新型コロナウイルス感染者が食事をしているところに、セントラルエアコンの空気が流れて、空気流の届く範囲の人々が感染したという報告がありました。(5) そのため、座席について気にすることは当然のことかもしれません。

同様のことは、新型コロナウイルス以外の病原体についても言えます。インフルエンザウイルス、麻疹ウイルスなどに感染している患者の配置は重要です。抗がん剤などによって免疫が極端に低下した人々を感染者から引き離すことも大切です。患者の配置は感染対策の一つであり、標準予防策の構成要素でもあるのです。(2)

インフルエンザや結核のように飛沫感染もしくは空気感染する感染症に罹患している

患者を大部屋には配置できません。飛沫感染する感染症の患者は個室に入室させ、空気感染する感染症の場合は、陰圧室に入院させます。角化型疥癬のように容易に接触感染する患者も個室に入院させます。同じ感染症の患者が複数発生した場合には、それらの人々を大部屋に入室させてコホーティングすることがあります(2)。

しかし、患者をどの病室に入室させるかを感染症の有無のみで判断することはできません。認知症で徘徊する可能性があれば個室がよいでしょう。幼児であれば個室に入院させ、母親の付添が可能になるようにします。暴力的な患者、自殺企図のある患者は個室で監視する必要があります。がん末期の患者では安楽を考えて、家族が個室を希望することがあります。逆に、個室にいると孤独感を強く感じる人では、むしろ大部屋が望ましいでしょう。このように患者を配置する時には、入院の理由、年齢、性別、精神状態、スタッフの必要性、家族の希望、心理・社会的要因などを考慮する必要があります(2)。

標準予防策ってなに？

# ⑤ 患者ケアに使用した器材の処理

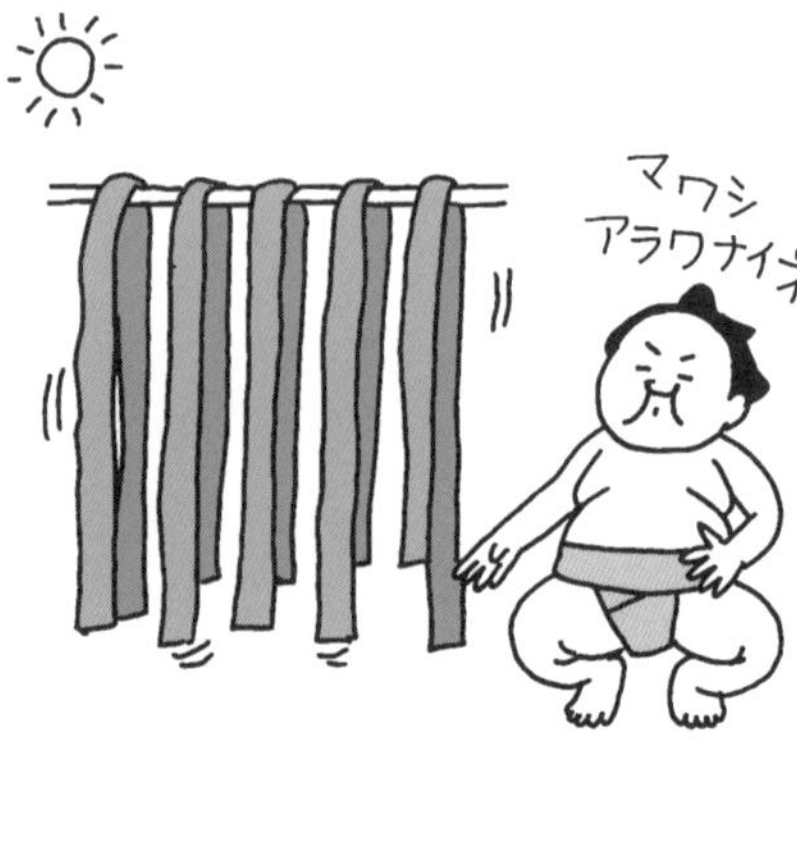

相撲の世界では「廻し」は必須のアイテムです。これがなくては、相撲は成り立ちません。ジャージをはいた相撲取りが土俵の上で戦うなどというのは想像もできないと思います。関取も幕下以下の力士も毎日稽古するのですが、やはり廻しを使用しています。廻しを着用しての稽古なので汗が廻しに染み入っていくことでしょう。しかし、「(勝負を)水に流さないように」との験担ぎで稽古後も洗濯せずに天日干しだけで済ませるのが習わしとのことです。四〇年ほど前のことですが、甲子園出場の高校チームが、超有力校に勝って以降、験担ぎのためにユニフォームを洗濯しなくなったということがありました。このように、汗が染み入った衣類を洗濯せずに、着用を継続するのには抵抗を感じますが、感染対策よりも験担ぎが優先されて、洗濯しないという決断をしたのでしょう。

しかし、医療では験担ぎをしません。極めて難しい手術に成功した時に使用した手術器具だから、次の患者の手術を成功させるために験担ぎとして、滅菌や消毒をせずに、そのまま使用するというのは許されません。それでは、医療器具はどのように処理すればよいのでしょうか？

この時に大切なことは、器材の処置では「どのような患者に使用したか？」を考える必要はないことです。「次の患者にどのように使用するのか？」が重要なのです。医療器具にはクリティカル器具、セミクリティカル器具、ノンクリティカル器具がありま す。(6) クリティカル器具は患者の無菌組織に挿入される器具（血管内カテーテルやメスなど）です。セミクリティカル器具は粘膜組織に接触する器具（内視鏡や気管支鏡など）です。そして、ノンクリティカル器具は患者の健常皮膚に接触する器具（体温計など）です。クリティカル器具は滅菌され、セミクリティカル器具は高水準消毒され、そして、ノンクリティカル器具は洗浄もしくは低水準消毒されます。B型肝炎ウイルスやヒト免疫不全ウイルス（ＨＩＶ）に感染している患者が使用したので、消毒・滅菌したというのは適切な対応ではないのです。

標準予防策ってなに？

# ⑥ 環境整備

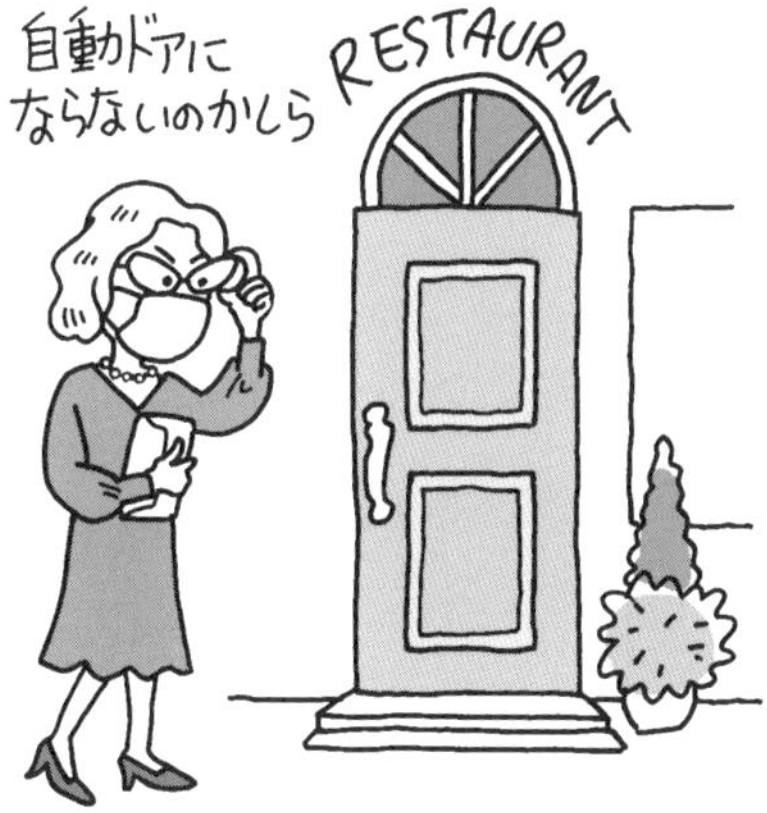
自動ドアにならないのかしら
RESTAURANT

「新型コロナウイルスの功罪には何があるか？」と聞かれれば、「罪ばかりだろう！」と回答する人は多いかもしれません。しかし、「功」もあるのです。その一つに一般市民が「手指の高頻度接触表面」を意識するようになったことが挙げられます。これまで、「手指の高頻度接触表面」は医療の世界での感染対策として知られていましたが、一般市民にはあまり知られていませんでした。しかし、新型コロナウイルスの流行によって、市民の意識の中にも「手指の高頻度接触表面」の清拭の重要性が浸透しました。実際、喫茶店やレストランなどではドアノブや手すりなどを一生懸命にふき取っています。「手指の高頻度接触表面」は外見上汚れていないように見えても、人々の手指が頻回に触れるので、何らかの病原体が付着している可能性が高いからです。

環境表面は皮膚に触れることはありますが、粘膜や無菌組織に接触することはありません。そのため、環境表面はノンクリティカルとして分類されます。すなわち、環境表面には滅菌や消毒の必要はなく、洗浄もしくは低水準消毒で構わないのです(7)。環境表面はノンクリティカル器具（体温計など）に比較して、皮膚に触れることはさらに頻度が少ないことから、実際にはもっと簡易的に対応することができます。したがって、環境表面には家庭用洗浄剤による清掃で十分なのです。しかし、下記のような状況では消毒する必要があります。

〔環境表面を消毒しなければならない状況〕

・血液が付着している時
・多剤耐性菌が付着している時
・芽胞形成菌（クロストリディオイデス・ディフィシルなど）が付着している時
・ノロウイルスが付着している時

それでは、「手指の低頻度接触表面」についてはどうなのでしょうか？ この場合、水平表面（ハードフロアの表面など）には定期的な掃除、汚染や漏れがみられた時の掃除、患者退院時の掃除を行います。垂直表面（壁など）は肉眼的に汚れた場合に清掃する程度で十分です。

標準予防策ってなに？

# ⑦ リネン類の取り扱い

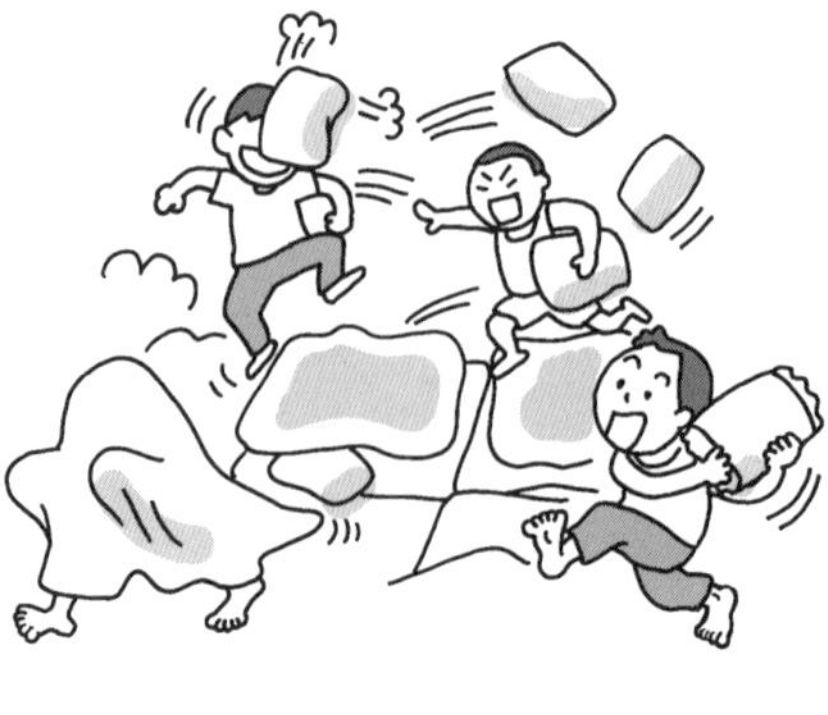

五〇年以上前、小学校の修学旅行で京都に行きました。旅館の座敷の大部屋で十数人の同級生と夕食を楽しみ、夜は布団を敷いて寝床を用意しました。もちろん、旅館が用意してくれた枕カバーや布団シーツで枕と布団を包み込むという作業をしました。消灯になると、お決まりの「枕投げ」がありました。本当は、大声をあげて枕を友達に投げたかったのですが、先生にみつかるといけないので、無言で枕投げをしていたことを覚えています。

枕カバーや布団シーツのようなリネン類は使用すると皮膚鱗屑《りんせつ》や毛髪などによって汚染します。旅館のみならず、病棟の病室でもシーツ、タオル、病衣などの汚れたリネン類が毎日のように発生します。汚れたリネン類を取り扱う時は、できるだけ静かに取り扱い、埃を立てないようにします。決して、投げてはいけません。空気中に病原体がまき散らされて、リネン類を取り扱っている人や周囲の人々が病原体に曝露してしまうからです。また、病室や病棟でリネン類を分別してはいけません。汚染した糸くずのエアロゾルが産生され、環境表面や空気を汚染するからです。汚れたリネン類を取り扱うための原則は「病原体をエアロゾル化するかもしれない方法（パタパタと振るなど）でリネン類を取り扱わない」「汚れたリネン類が身体や衣類に接触しないようにする」「汚れたリネン類は洗濯バッグや容器に入れる」です。[2] 汚れたリネン類は病原体に汚染していますが、適切な方法で取り扱われて、搬送されれば、リネン類が感染源になることはほとんどありません。

それでは、汚れたリネン類はどのように処理すればよいのでしょうか？ 通常の洗濯をすれば、感染源になる危険性はありません。洗濯は洗濯サイクル、洗濯方法、塩素系漂白剤の量が適切であれば低温洗濯（二〇～五〇℃）でも十分に病原体を減らすことができます。また、洗濯の温度に関係なく、乾燥時やアイロン掛けの時の高温処理も殺菌作用が期待できます。

標準予防策ってなに？

# ⑧ 安全な注射手技

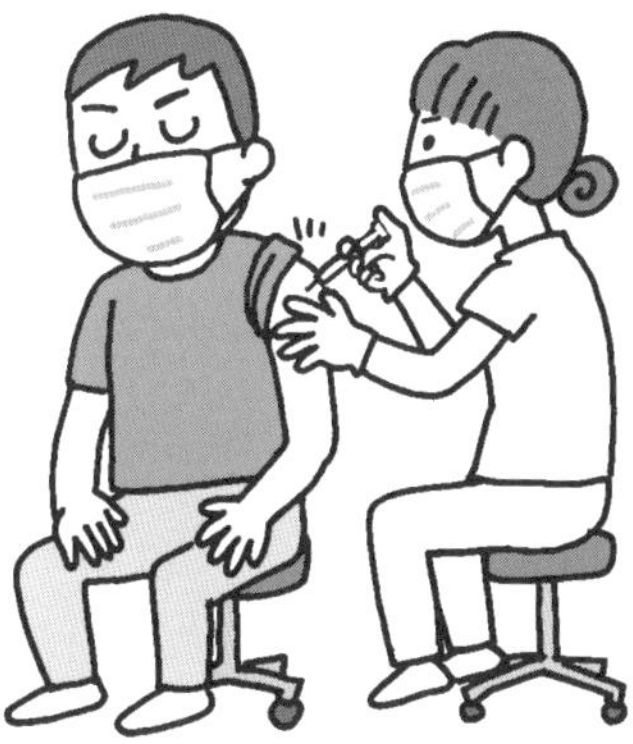

新型コロナウイルスのｍＲＮＡワクチンは筋肉注射します。これまで日本では様々なワクチンが皮下注射されており、筋肉注射の経験があまりなかったので、臨床現場は戸惑いました。そして、三角筋のどこに接種すればよいかが問題となったのです。もちろん、従来からの「肩峰下三横指」で全く問題ないのですが、「前後の腋窩ひだの上縁を結ぶ線と肩峰中央からの垂線の交点」というのも使用されています。どちらが安全であるかというエビデンスはありませんが、最近は後者が流行しているようです。このような注射部位の選択は、筋肉注射による橈骨神経や腋窩神経の損傷を避けるためであり、安全な注射を実施するための努力の一つです。

ここでは、神経の損傷を避けるための「安全な注射手技」についてではなく、感染対策での「安全な注射手技」について解説します。注射手技が適切でなければ、病原体で汚染した針や注射液が患者に使用されてしまうからです。実際、米国の外来医療施設において、Ｂ型肝炎ウイルスおよびＣ型肝炎ウイルスによる四件のアウトブレイクが発生しました(8)。アウトブレイクを引き起こした医療行為は、「数回量バイアルや溶液容器（生食バッグなど）に使用済み針を再挿入した」「複数の患者に注射液を投与する時に同じ注射針や注射器を使用した」というものでした。このように、血液が付着していたり、混入している可能性のある注射針や注射液を使用することは是非とも避けなければなりません。注射手技が関連したアウトブレイクは、医療従事者の一部が無菌テクニックの基本原則を「知らない」「理解していない」「遵守しない」ということによって引き起こされています。「滅菌の単回使用の使い捨て注射針および注射器を用いる」「注射器材および薬剤の汚染を防ぐ」を徹底するように医療従事者を啓発することが極めて重要です。

標準予防策ってなに？

# ⑨ 腰椎穿刺時のサージカルマスクの着用

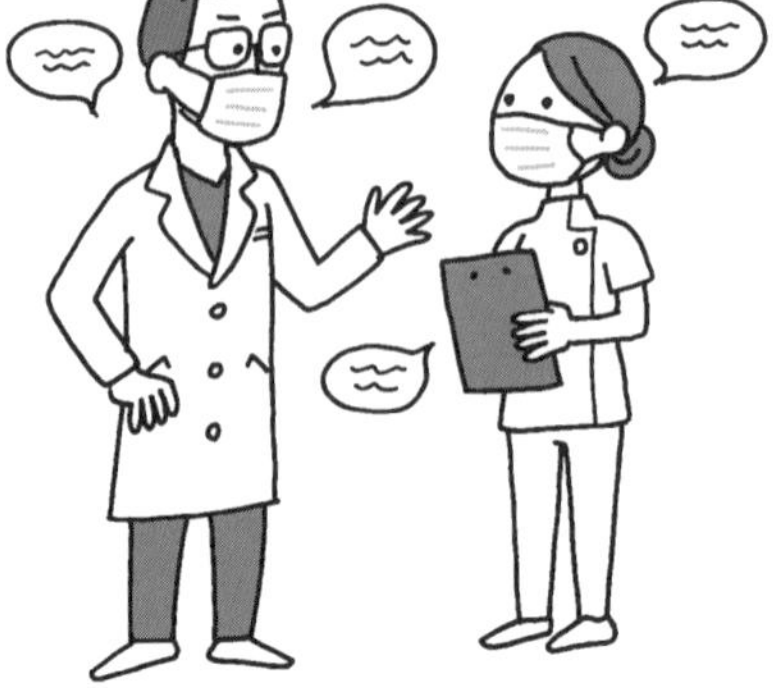

新型コロナウイルスの流行によって、ユニバーサル・マスキングが実施されています。すべての人々が感染者である可能性があり、周囲の人々に飛沫を浴びせることによってウイルスを伝播するかもしれないからです。そのため、「無症状であっても、ウイルスを気道から排出しているのではないか？」と疑われるので、マスクを着用せずに、他人と会話することはできません。

このように飛沫による伝播が心配される病原体は、新型コロナウイルスだけではありません。口腔内細菌も問題となります。腰椎穿刺時にマスクをしていない医師の口腔咽頭の細菌によって腰椎穿刺器具が汚染され、患者が髄膜炎となった事例が複数件発生しています。実際、五人の女性が分娩時の脊椎麻酔後二四時間以内に髄膜炎を発症し、一人が死亡したという事例がありました[9]。そして、これら五人のなかの四人においてストレプトコッカス・サリバリウス（*Streptococcus salivarius*）が髄膜炎の原因菌であることが確認されました。この細菌は人間の口腔、咽喉、鼻咽腔に見出される細菌であり、これらの事例も麻酔時に医師がマスクを着用していませんでした。同様の感染経路によって、ミエログラムやその他の脊椎処置（腰椎穿刺、脊椎麻酔および硬膜外麻酔、髄腔内化学療法など）による髄膜炎も発生しています。米国疾病管理予防センター（ＣＤＣ）が八件のミエログラム後の髄膜炎を調査したことがあります。八件の全症例の血液や髄液から口腔咽頭細菌叢の連鎖球菌が検出されました。調査によると、これらの処置で用いられた器具や器材（造影剤など）が汚染源である可能性はありませんでした。また、皮膚消毒薬および滅菌手袋も確実に用いられていました。しかし、医師のだれもがマスクをしていなかったので、口腔咽頭の細菌叢の飛沫感染が疑われたのです。このようなことを避けるために、髄腔内または硬膜外にカテーテルを挿入するか薬剤を注入する医療従事者はサージカルマスクを着用することとなりました。

標準予防策ってなに？

# ⑩ 労働者の安全

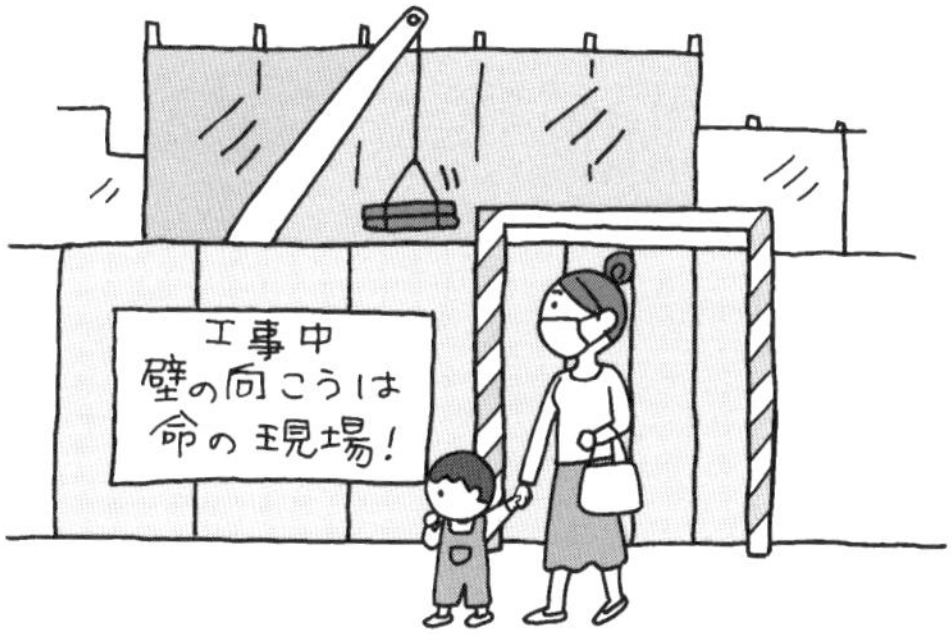

工事現場では、敷地を取り囲むように白い壁が設置されます。これは工事現場で発生する騒音を軽減したり、粉塵の飛散防止を目的として設置されており、仮囲い、万能板、安全鋼板などと呼ばれています。

この時、白い壁には「壁の向こうは命の現場！」などと記載された看板が掲示されていることがあります。確かに、壁の向こうはブルドーザーやホイールローダーなどの車両が忙しく動いており、ドリルなどの危険な器具が置いてあります。一つ間違えば、大ケガをしたり、命を落としたりすることから、真剣勝負の世界であることは間違いありません。

病院も同様です。確かに、工事現場のように、大ケガをさせるような機械はありません。しかし、病原体が付着している鋭利物（注射針やメスなど）は至る所に存在します。それらを管理しなければ、病院内は極めて危険な職場になってしまいます。特に、医療従事者の生命と健康を最も脅かすのは「針刺し」です。患者がB型肝炎ウイルス、C型肝炎ウイルス、ヒト免疫不全ウイルス（ＨＩＶ）などの血液媒介病原体に感染していて、そのような患者に使用した注射針や縫合針などによって、医療従事者が「針刺し」をすれば、それらに感染してしまうかもしれません。そのようなことを防止するために、静脈留置針や翼状針などでは安全器材（鋭利器材損傷防止機能つき安全器材）が用いられています。また、鋭利物を使用した後には、廃棄ボックスに廃棄することによって、針刺しを防ぐことも大切です。

病院内で危険なのは、鋭利物だけではありません。新型コロナウイルスや結核菌などを含んだ飛沫や飛沫核が浮遊している状況に立ち入れば、感染してしまうかもしれません。そのようなことを避けるために、ゴーグルやマスク、フェイスシールドが用いられます。血液を大量に浴びる可能性があれば、ガウンを着用します。このように労働者の安全を守る努力は常に実施されなければなりません。

# 感染経路別予防策ってなに？

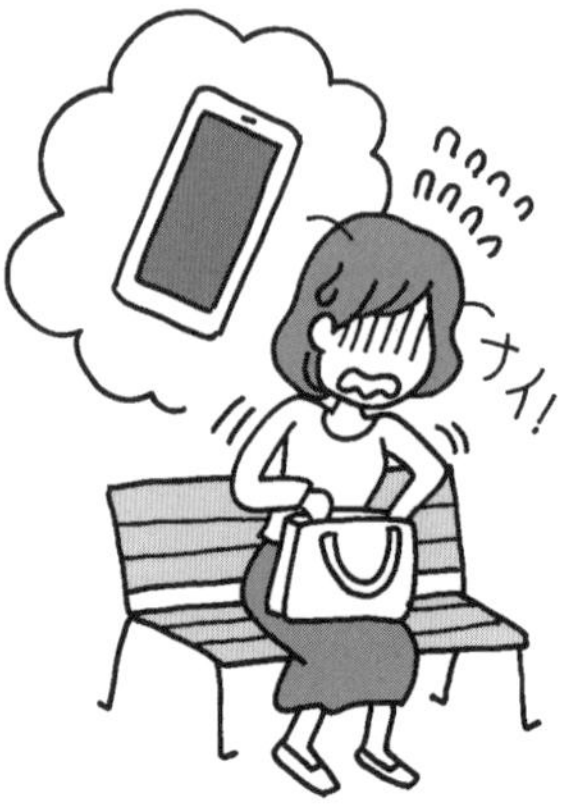

「物忘れした」「忘れ物がある」「うっかりして忘れた」などということは日常的なことです。同僚や上司の名前を忘れることもあるかもしれません。ほとんどの忘れ事はダメージが少ないのですが、「クレジットカード入りの財布をどこかに忘れた」「スマートフォンを喫茶店や街中のどこかに忘れた」などというのは大変なことになります。それでは、「患者が伝播力の強い感染症に罹患していることを忘れて、病室に立ち入った」というのはどうでしょうか？「伝播力の強い感染症であることを知らずに病室に入ってしまった」ということもあるかもしれません。このような状況では、室内に立ち入った人が感染してしまう危険性があります。そうならないように感染対策を強化することになります。標準予防策のみでは対応が不十分であれば、感染経路別予防策を加えるのです。

臨床現場では標準予防策が実施されており、必要に応じて個人防護具を着用します。しかし、「うっかり着用を忘れた」「面倒だから、着用しなかった」などという状況はありえます。そのような状況を避けるために特定の感染症に罹患した患者の病室に入室する時には、医療従事者は個人防護具を必ず着用するようにします。それが感染経路別予防策です。感染経路別予防策には接触予防策、飛沫予防策、空気予防策があります。接触予防策ではガウンと手袋、飛沫予防策ではサージカルマスク、空気予防策ではN95マスクを着用して入室します。感染経路別予防策は単独で実施するのではなく、標準予防策に加えて行われます(2)。

## 感染経路別予防策ってなに？

# ① 接触予防策

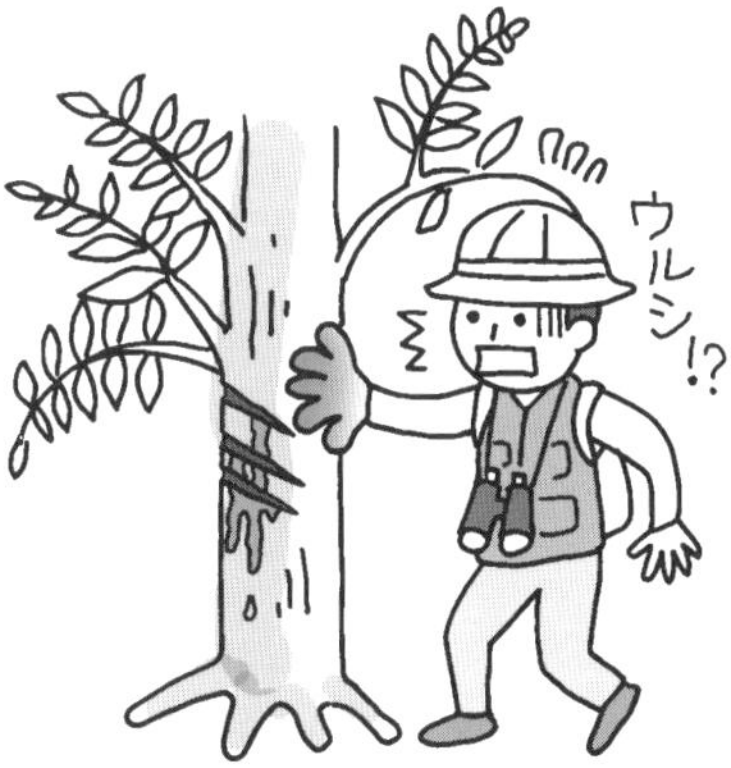

新型コロナウイルスに感染することを防ぐために、「3密」を回避して、人がほとんどいない山林に行って散策したり、登山する人も多いことでしょう。この時、「かぶれの木」に触れて、接触性皮膚炎になることがあります。「かぶれの木」にはヤマウルシやツタウルシなど様々な植物があります。これらの樹液にはウルシオールという物質が含まれて、それが接触性皮膚炎（かぶれ）を引き起こします。具体的には、「かぶれの木に皮膚が直接触れてしまう」「かぶれの木の樹液が何かの物体に付着していて、それが皮膚に触れる」ということで接触性皮膚炎が引き起こされます。

接触感染はこれに似ています。患者の感染部分に直接接触することによって病原体に感染する「直接接触感染」、そして、病原体が何らかの物体に付着していて、それに接触して感染する「間接接触感染」があります。前者は患者の口唇ヘルペスに医療従事者の手指が直接触れて、感染してしまうというものです。後者は診察の時に患者の皮膚に付着しているメチシリン耐性黄色ブドウ球菌（ＭＲＳＡ）などの病原体が医療従事者の手指に付着し、そのまま別の患者を診察することによって伝播するというものです。

アウトドアを楽しむ時に山野を歩く際は、かぶれの木に触れないように、長袖シャツや長ズボンを着用します。場合によっては軍手を使用して、なるべく皮膚を露出しないようにします。これは、山野のどこにかぶれの木があるかわからないからです。同様に、患者および周辺環境のどこに接触感染する病原体が付着しているかわからないので、接触予防策では病室に入る時にはガウン、手袋を着用するのです。接触予防策が必要な感染症としては、角化型疥癬などがあります。

感染経路別予防策ってなに？

# ② 飛沫予防策

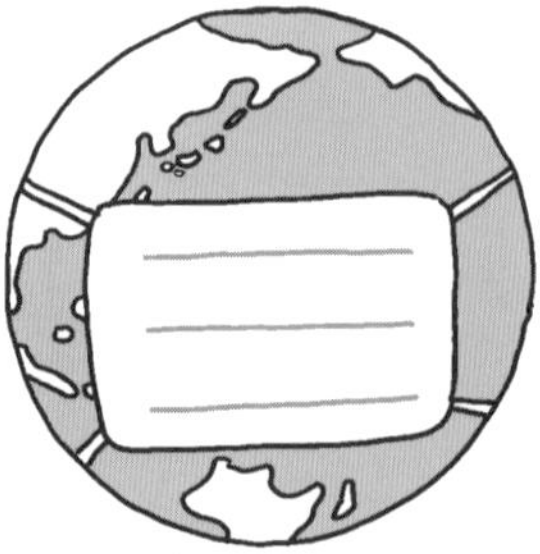

新型コロナウイルスによって、街中を歩く人々すべてがマスクを着用するユニバーサル・マスキングが実施されていることから、「二〇二〇年は、地球規模の飛沫予防策が実施された年として、歴史に刻まれることでしょう」と言われたら、どうしますか？「そうだね！」と返事をするのでしょうか？ 多くの人々が賛同するかもしれませんね。しかし、飛沫予防策とユニバーサル・マスキングはマスクの着用の目的が異なることから、私は賛同することはできないのです。

飛沫予防策では、患者が飛沫感染する病原体（インフルエンザウイルス、新型コロナウイルスなど）を気道から排出しているので、それを医療従事者が吸い込まないように、医療従事者が病室に入る時にマスクをします。飛沫予防策のマスクは感染源の周囲にいる人々を飛沫から守ることが目的です。一方、ユニバーサル・マスキングでは、無症状の新型コロナウイルス感染者が気道からウイルスを排出しているので、それを抑えこむためにマスクを着用します。すなわち、感染源の封じ込めが目的です。「感染源にマスクを着用させるのがユニバーサル・マスキングであり、感染源に近づく人がマスクを着用するのが飛沫予防策である」というとわかりやすいかもしれません。

飛沫予防策が必要な患者は個室に入室させるのが原則です。もし、個室が足りなければ、その患者を同じ病原体を発症または保菌している別の患者と同じ病室に入室させます。これをコホーティングと言います。この場合、やはり咳や喀痰の多い患者には個室入室を優先します。やむを得ず、飛沫予防策が必要な患者を他の疾患の患者が入院している病室に入室させる場合は、ベッドとベッドの間には一m以上の空間的距離をおくことや患者と患者の濃厚接触を避けるためにベッド間にカーテンを引くようにします。飛沫予防策では特別な空気の処理や換気の必要はありません(2)。

感染経路別予防策ってなに？

# ③ 空気予防策

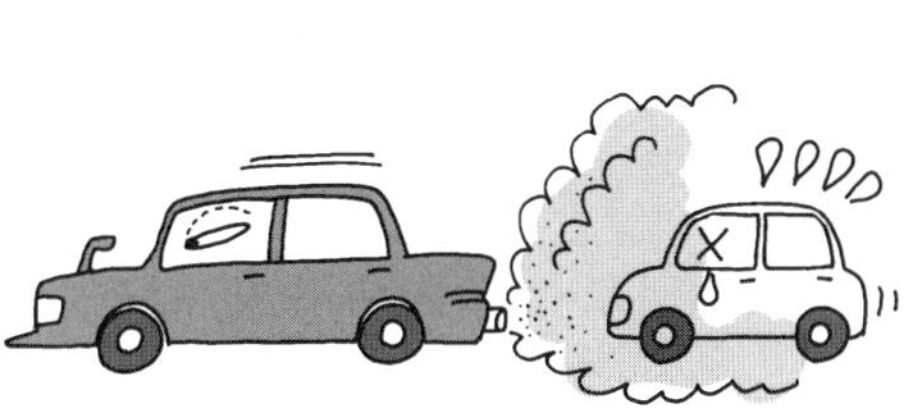

自家用車を運転している時に車内換気するためには、窓を開けるか、もしくは、換気システムを「外気導入モード」にします。このような対応によって、フレッシュな空気が車内に取り込まれます。ところが、前方を走っている車が白い排気ガスを濛々と立てている時に、このような換気をしていては、卵の腐ったような臭いで車内が充満してしまいます。やはり、排気ガスはシャットアウトしたいと思います。そのためには、空気のコントロールがとても大切であり、前方車の状況に合わせて、窓を開閉し、「外気導入モード」と「内気循環モード」を切り替えることになります。

病院内では排気ガスに汚染した空気で悩むことはないのですが、病原体を含んだ空気で困ることがあります。空気感染する感染症に罹患した患者をケアする時です。それに対応するために空気予防策を実施します。空気予防策では空気のコントロールはとても重要であり、空気感染する病原体に感染している患者は陰圧室に入室させます。そして、病室内の空気圧が廊下よりも陰圧であることを毎日確認します。さもなければ、患者の気道から排出された病原体が空気中を漂い、室外に流れ出てしまうからです。また、医療従事者が陰圧室に入る時にはＮ95マスクを着用します。サージカルマスクではマスクと顔の隙間から空気が流れ込んでしまい、その時に病原体もマスク内に入り込むからです。Ｎ95マスクの替わりに電動ファン付き呼吸用保護具（ＰＡＰＲ：powered air-purifying respirator）を用いても構いません。一方、患者はサージカルマスクを着用して咳エチケットを実施します。患者がＮ95マスクを着用することはありません。医療従事者が退室した後は、患者はマスクを取り外して構いません[2]。空気感染する感染症は結核、麻疹、水痘の三つだけです。

**洗浄？　消毒？？　滅菌？？？**

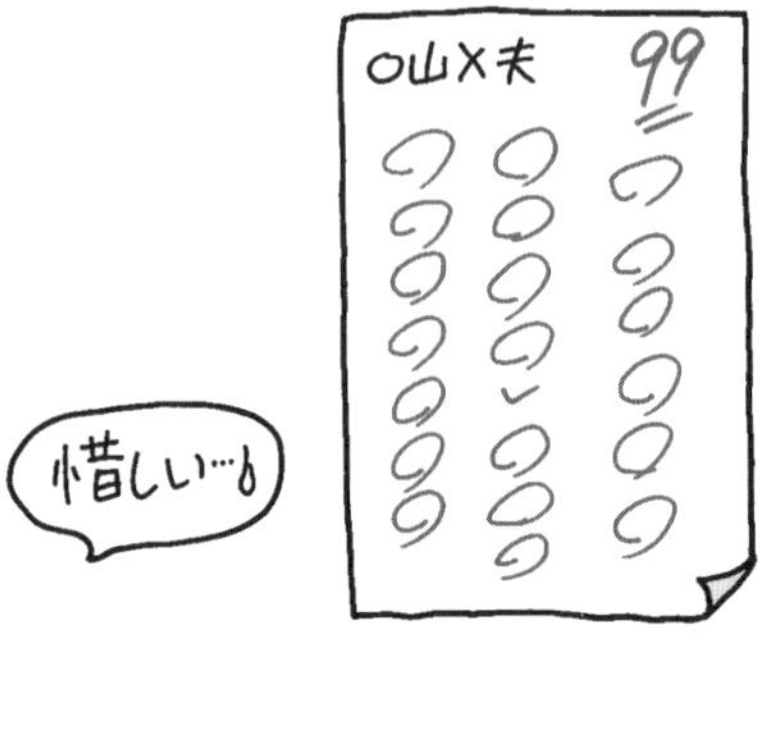

「試験の合格点は何点でしょうか？」と言われても、その解答は何の試験であるかに左右されます。例えば、運転免許取得の学科試験には仮免許と本免許がありますが、合格点は九〇点以上です。看護師国家試験では必修問題は五〇点満点で四〇点（八〇％）以上が必要です。

それでは洗浄・消毒・滅菌を獲得するための合格点は何点でしょうか？　もちろん、そのような点数はないのですが、滅菌は「器具の表面に一個の微生物が存在する確率が一〇〇万分の一である」という条件になっているところから、「九九・九九九九点」というところでしょうか？　本当は「一〇〇点」としたいところなのですが、人間が行う行為において「全く存在しない」「一〇〇％」である保証はできません。「滅菌」は確率的な概念なのです。

それでは消毒はどうでしょうか？　雰囲気で点数をつけると「九九・九九九点」という感じですね。「消毒」はほとんどすべての病原体を除去することができますが、滅菌と異なり芽胞を殺滅することはできません。滅菌で得られる安全性レベルは消毒では得られないのです。消毒は高水準、中水準、低水準の三段階に分けられます。「高水準消毒」は熱に弱いセミクリティカル器具（内視鏡など）に用いられる消毒法であり、グルタールアルデヒドや過酢酸が用いられます。「中水準消毒」では次亜塩素酸ナトリウムやアルコールが用いられます。そして、「低水準消毒」では四級アンモニウム化合物などが使用されます。

洗浄の点数については、「九九点」というところでしょうか？ この点数で表現したいことは、洗浄であっても、器具の表面のほとんどの汚れや汚染は除去されているということです。洗浄は器具の表面から汚れや病原体を物理的に除去する方法であり、滅菌や消毒に必要な最初のステップです。器具に有機物や塩分といった微生物の不活化に影響するものが残存しているような状況では滅菌や消毒はできません。[6] 器具の表面が徹底的に洗浄されなければ、滅菌や消毒は不十分となります。

# 新型コロナウイルス感染症の感染対策

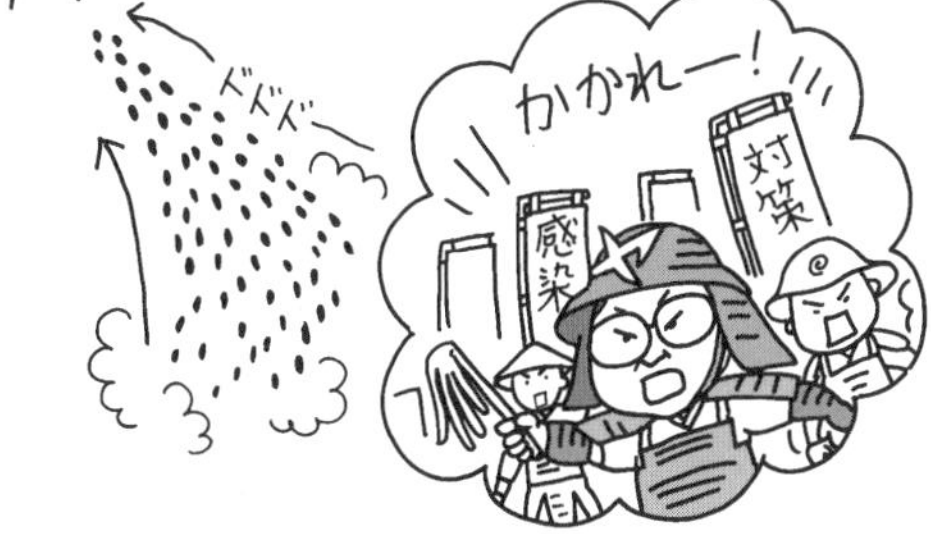

新型コロナウイルスとの戦いは熾烈な状況となってきました。彼らはデルタ株という変異株を世に出し、激しい感染力をもって人類に襲いかかっています。一方、人類も次々と感染対策を実施し、強力なワクチンを開発して対抗しています。

このウイルスとの戦いが終わる日というのは、すべての人々が新型コロナウイルスに対する基本的な免疫を獲得し、感染もしくは再感染しても、重症化しないという状況になった時と思います。それまでは、彼らの伝播経路を断ち切る感染対策を行うしかありません。現在、「身体的（社会的）距離」「ユニバーサル・マスキング」「手指消毒」「高頻度接触表面の消毒」「換気」などが実施されていますが、あれもこれもと感染対策を実施すればマンパワーや費用を消耗してしまいます。

「一点集中」という言葉があります。これは、「分散した力を一つの箇所に集中させること」という意味です。戦いで、強敵と対峙した時に、味方の力を一ヶ所に集めて攻め込むという戦略です。無駄な所にエネルギーを費やすのではなく、本当に効果のありそうな部分に集中するのです。新型コロナウイルスに対しても、この戦略を採用することができます。彼らが最も得意とする伝播経路を遮断すればよいからです。

新型コロナウイルスの伝播経路のほとんどが飛沫感染です。環境表面を介する伝播は主要な伝播経路ではありません。汚染された環境表面への接触による感染は、感染機会の一万分の一未満程度なのです[10]。すなわち、飛沫対策を徹底することが最も有効な新型コロナウイルス対策と言えます。そのためには、「身体的（社会的）距離」および「ユニバーサル・マスキング」を徹底するのです。同時に、綻びのない対策を実施することが大切です。例えば、顔面とマスクの間に隙間があるマスクや鼻出しマスクは是非とも止めていただきたいと思います。感染者がそのようなマスクを着用していれば、隙間や鼻からエアロゾルや飛沫が飛び出すからです。

逆に、ドアノブなどの高頻度接触表面の頻回な消毒は必要ないことになります。一日一回程度、家庭用洗浄剤で清掃する程度で十分でしょう。このようなところを頻回に消毒することはマンパワーと費用を消耗させます。それよりも飛沫対策に注力すべきなのです。時々、企業や市役所などで、書類の記載机にあるボールペンなどを一本一本消毒しているのを見かけることがありますが、そのような消毒には莫大なマンパワーを必要とするので止めましょう。ボールペンなどにウイルスが付着していても構いません。その後に手指消毒をしてもらえばよいのです。今後は、環境表面（ボールペンなどの物品を含む）の頻回な消毒を続けるのではなく、その代わりに手指消毒を十分に実施し、飛沫対策を徹底するという戦略に舵を切るべきと思います。

換気も大切です。感染者の気道から排出されて浮遊しているエアロゾルの濃度を薄めることができるからです。天井の高い大きな部屋であれば感染者がエアロゾルを吐き出しても急速に薄められることでしょう。しかし、天井が低い小さな部屋ではエアロゾルの濃度が濃いままとなって浮遊しています。そのような状況を回避するために、一時間に二回ほどの換気を行うことが大切です。部屋の構造ゆえに換気が不十分になるようでしたら、空気清浄機を設置することをお勧めします。この場合、部屋の真ん中に置くと効果的です。[11]

# おわりに

新型コロナウイルスは形式的な感染対策を許してくれません。例えば、「マスクを着用した」という行為では不十分なのです。マスクから鼻を出していたり、マスクと顔面に大きな隙間が空いていれば、感染者のエアロゾルは周辺に飛散することでしょう。「手袋を着用した」という行為も不十分です。患者のケアに用いた手袋を着用したまま、廊下を歩いて、ナースステーションで電子カルテのキーボードを叩くようではウイルスをむしろ拡散させてしまいます。「ガウンを着用した」という行為であっても、ガウンを取り外す時に自分自身や周辺環境にウイルスを付着させてしまうようでは感染対策としては不十分です。

形式的な感染対策を実施するのは比較的容易です。外見を整えれば良いからです。一方、本質的な感染対策を実施しても、外見からは判断できません。そのような感染対策を行うためには、正しい知識を持ち、それを理解し、そして実行する必要があります。

「正しい知識を持ち、理解する」というのは、言うのは容易かもしれません。しかし、頭の奥底、心の奥底で理解する必要があるのです。さもなければ、浅い理解度となってしまうので、感染対策で綻びが生じてしまうのです。

新型コロナウイルスの蔓延によって、感染対策の重要性が理解されました。医療従事者のみならず、一般の人々も正しい感染対策について学びたいと思っています。このような機会を無駄にしてはいけません。「ピンチはチャンス」という言葉もあるように、今が感染対策を大きく向上させる機会かもしれません。本書が皆様のお役に立てれば幸いです。

# 文　献

## 〔引用文献〕


(1) CDC：Guidelines for infection control in dental health-care settings — 2003. MMWR Recomm Rep 52(RR-17)：1-61, 2003
http://www.cdc.gov/mmwr/PDF/RR/RR5217.pdf

(2) CDC：2007 Guideline for isolation precaution: Preventing transmission of infectious agents in healthcare setting.
https://www.cdc.gov/infectioncontrol/pdf/guidelines/isolation-guidelines-H.pdf

(3) CDC：Guideline for hand hygiene in health-care settings. MMWR Recomm Rep 51(RR-16)：1-45, quiz CE1-4
http://www.cdc.gov/mmwr/PDF/rr/rr5116.pdf

(4) CDC：Severe acute respiratory syndrome--Taiwan, 2003. MMWR Morb Mortal Wkly Rep 52(20)：461-466, 2003
http://www.cdc.gov/mmwr/preview/mmwrhtml/mm5220a1.htm

(5) Jianyun Lu et al：COVID-19 Outbreak associated with air conditioning in restaurant, Guangzhou, China, 2020. Emerg Infect Dis 26(7)：1628-1631, 2020
https://wwwnc.cdc.gov/eid/article/26/7/20-0764_article

(6) CDC：Guideline for disinfection and sterilization in healthcare facilities, 2008.
https://www.cdc.gov/infectioncontrol/pdf/guidelines/disinfection-guidelines-H.pdf

(7) CDC：Guideline for environmental infection control in health-care facilities, 2003.
https://www.cdc.gov/infectioncontrol/pdf/guidelines/environmental-guidelines-P.pdf

(8) CDC：Transmission of hepatitis B and C viruses in outpatient settings--New York, Oklahoma, and Nebraska, 2000-2002. MMWR Morb Mortal Wkly Rep 52(38)：901-906, 2003
https://www.cdc.gov/mmwr/preview/mmwrhtml/mm5238a1.htm
(9) CDC：Bacterial meningitis after intrapartum spinal anesthesia —New York and Ohio, 2008-2009. MMWR Morb Mortal Wkly Rep 59(3)：65-69, 2010
https://www.cdc.gov/mmwr/pdf/wk/mm5903.pdf
(10) CDC：Science Brief: SARS-CoV-2 and surface(fomite)transmission for indoor community environments.
https://www.cdc.gov/coronavirus/2019-ncov/more/science-and-research/surface-transmission.html
(11) Lindsley WG et al：Efficacy of portable air cleaners and masking for reducing indoor exposure to simulated exhaled SARS-CoV-2 aerosols — United States, 2021.
https://www.cdc.gov/mmwr/volumes/70/wr/pdfs/mm7027e1-H.pdf

〔参考図書〕


- 矢野邦夫：手術医療の感染対策がわかる本―すべての業務をまるごとコーディネート！　ヴァン メディカル, 東京, 2018
- 矢野邦夫：救急医療の感染対策がわかる本―すべての業務をまるごとコーディネート！　ヴァン メディカル, 東京, 2019
- 矢野邦夫：うっかりやりがちな 新型コロナ感染対策の間違い15, ヴァン メディカル, 東京, 2020
- 矢野邦夫：見える！わかる！！ 病原体はココにいます。 ヴァン メディカル, 東京, 2015
- 矢野邦夫：知って防ぐ！耐性菌 ESBL産生菌・MRSA・MDRP, ヴァン メディカル, 東京, 2014
- 矢野邦夫：知って防ぐ！耐性菌 2 MDRA・VRE・PRSP・CRE, ヴァン メディカル, 東京, 2015
- 矢野邦夫：感染制御INDEX 100の原則, ヴァン メディカル, 東京, 2011
- 矢野邦夫：感染制御の授業―30日間基本マスター, ヴァン メディカル, 東京, 2009


本書の一部は感染対策のポータルサイト「感染対策Online　Van Medical」で2021年9月に掲載したものです。

## 著者略歴


矢野 邦夫

浜松市感染症対策調整監／浜松医療センター感染症管理特別顧問


### ■ 略歴

1981年3月　名古屋大学医学部卒業
1981年4月　名古屋掖済会病院
1987年7月　名古屋第二赤十字病院
1988年7月　名古屋大学第一内科
1989年12月　米国フレッドハッチンソン癌研究所
1993年4月　浜松医療センター
1996年7月　米国ワシントン州立大学感染症科　エイズ臨床短期留学
　　　　　　米国エイズトレーニングセンター臨床研修終了
1997年4月　浜松医療センター　感染症内科部長
1997年7月　同上　衛生管理室長
2008年7月　同上　副院長
2020年4月　同上　院長補佐
2021年4月　浜松市感染症対策調整監（現職）
　　　　　　浜松医療センター感染症管理特別顧問（現職）

＊医学博士　＊三重県立看護大学　客員教授　＊ICD　＊感染症専門医
＊抗菌化学療法指導医　＊血液専門医　＊日本輸血学会認定医
＊日本内科学会認定医　＊日本エイズ学会認定医・指導医
＊日本感染症学会・日本環境感染学会　評議員　＊産業医

### ■ 著書

がっちり万全な 新型コロナ感染対策 受験編20、ばっちり安心な 新型コロナ感染対策 旅行編20、うっかりやりがちな 新型コロナ感染対策の間違い15、7日間できらりマスター 標準予防策・経路別予防策と耐性菌対策、救急医療の感染対策がわかる本、手術医療の感染対策がわかる本（以上、ヴァン メディカル刊）など多数

**感染対策超入門**
**—成功の秘訣**　　定価1,100円（本体1,000円＋税10%）

2021年10月10日　初版発行

著　者　矢野邦夫
発行者　伊藤一樹

発行所　株式会社　*ヴァンメディカル*
〒101-0051　東京都千代田区神田神保町2-40-7　友輪ビル
TEL 03-5276-6521　FAX 03-5276-6525
振替　00190-2-170643


印刷・製本　広研印刷株式会社
ISBN978-4-86092-143-9　C3047